ÉTUDES

SUR

LES LÉSIONS CÉRÉBRALES

DANS LA PARALYSIE GÉNÉRALE

PAR

M. MIERZEJEWSKI
MÉDECIN A LA CLINIQUE PSYCHIATRIQUE DE SAINT-PÉTERSBOURG

PARIS
G. MASSON, ÉDITEUR
LIBRAIRE DE L'ACADÉMIE DE MÉDECINE
PLACE DE L'ÉCOLE-DE-MÉDECINE

1875

ÉTUDES

SUR

LES LÉSIONS CÉRÉBRALES

DANS LA PARALYSIE GÉNÉRALE

Clichy. — Imprimerie Paul Dupont, rue du Bac-d'Asnières, 12.

ÉTUDES

SUR

LES LÉSIONS CÉRÉBRALES

DANS LA PARALYSIE GÉNÉRALE

PAR

M. MIERZEJEWSKI

MÉDECIN A LA CLINIQUE PSYCHIATRIQUE DE SAINT-PÉTERSBOURG

PARIS

G. MASSON, ÉDITEUR

LIBRAIRE DE L'ACADÉMIE DE MÉDECINE

PLACE DE L'ÉCOLE-DE-MÉDECINE

1875

ÉTUDES

SUR

LES LÉSIONS CÉRÉBRALES

DANS LA PARALYSIE GÉNÉRALE

Au point de vue clinique, la paralysie générale se manifeste par des symptômes assez prononcés pour lui mériter une place distincte parmi les affections cérébrales. Mais sous le rapport anatomo-pathologique, il paraît tout d'abord qu'il n'y a pas de relations constantes entre l'ensemble des symptômes observés pendant la vie, et les lésions anatomiques du cerveau constatées à l'autopsie. Aussi certains auteurs (Simon de Hambourg [1]) n'envisagent pas la paralysie générale comme une entité morbide particulière, mais plutôt comme une affection donnant lieu à un ensemble de symptômes qu'on peut rencontrer avec les lésions cérébrales les plus diverses.

La pathologie cérébrale présente ce fait incontestable, que certains processus morbides parfaitement distincts entre eux, par leur siége et par leur forme, offrent dans un certain stade de leur développement le même groupe de symptômes, ce qui ne prouve pas du tout que le mode de développement de ces processus morbides et leur marche soient les mêmes. Cette observation a probablement échappé aux auteurs, qui se refusent à considérer la paralysie générale comme une entité morbide. En réalité, les lésions cérébrales qu'on trouve chez les personnes atteintes de paralysie générale ne sont pas aussi variables qu'on le croit ; l'encéphalite interstitielle diffuse domine ; la variété des lésions est apparente, elle dépend

[1] *Die Gehirnerweichung der Irren*, Hambourg, 1871.

des différents degrés de développement du processus morbide et de ses complications avec la pachyméningite, les tumeurs cérébrales, la dégénérescence colloïde des vaisseaux, etc.

Le travail suivant a pour but, de déterminer les lésions simples de la paralysie générale sans complications concomitantes, et d'exposer les changements histologiques qui caractérisent l'inflammation interstitielle diffuse dans les cerveaux des individus atteints de paralysie générale.

Mais avant de décrire les changements qui s'opèrent dans le tissu interstitiel du cerveau chez les paralytiques, il me paraît d'abord utile d'élucider certains points très-importants relatifs à sa structure normale. Ce sujet est très-difficile à traiter; ainsi dans les derniers temps, deux histologistes distingués ont énoncé sur la même matière deux opinions toutes différentes. Je n'ai donc pas la prétention de résoudre toutes les difficultés soulevées par cette question si discutée. Un savant très-éminent, M. Ranvier doit la traiter bientôt; je veux me borner aujourd'hui à exposer les résultats de mes recherches sur le tissu interstitiel de la substance blanche des circonvolutions du cerveau dans l'état normal. Ces études préliminaires doivent servir à s'orienter au milieu des opinions contradictoires des auteurs et à faire mieux comprendre les lésions proprement dites de la paralysie générale.

Au lieu d'aborder tout de suite la question de la paralysie générale, je vais exposer brièvement les conclusions auxquelles m'a amené l'étude de la structure normale de la substance interstitielle du cerveau et je les ferai précéder d'une courte exposition des opinions émises par les auteurs. Il va sans dire, que je ne les citerai pas toutes; je serai même très-bref sous ce rapport, car dans l'ouvrage de Boll[1] et le mémoire de M. Gombaut[2], inséré dans ce journal, le point de vue historique a été très-bien traité, on pourrait même dire épuisé.

[1] Franz Boll, *Die Histologie und Histogenese der nervösen Centralorgane*. *Archiv für Psychiatrie*, 1873, IV Band, I Heft.

[2] *Archives de Physiologie normale et pathologique*, 1873.

Les dernières recherches sur la structure du tissu interstitiel des centres nerveux[1] ont conduit aux résultats suivants : Max Schultze[2] a émis l'opinion que la masse finement granuleuse de la substance grise du cerveau et de la moelle épinière présente un réseau extrêmement fin du tissu conjonctif aréolaire, et que des noyaux ovales sont disséminés dans ce tissu, comme dans les fibres de Müller de la rétine. D'après Kölliker[3], le tissu interstitiel (dans les interstices des fibres nerveuses des cordons de la moelle épinière) consiste en cellules étoilées, dont les prolongements se ramifient en différentes branches et s'unissent entre eux et avec les prolongements des cellules voisines. En un mot, le tissu interstitiel, d'après cet auteur, offre un riche réseau de cellules étoilées.

Henle et Merkel[4] ont trouvé dans la substance finement granulée du tissu interstitiel du cerveau des corps sans prolongements ; sont-ce des noyaux libres ou des cellules lymphatiques ? C'est ce qu'ils n'ont pas décidé. Le tissu interstitiel est composé en outre, d'après ces auteurs, de faisceaux du tissu conjonctif, qui se croisent entre eux en différents sens, et de cellules unipolaires et bipolaires. Henle et Merkel considèrent ces derniers éléments comme dérivés de la pie-mère, qui se continue par ses prolongements dans le tissu cérébral. Virchow, dans sa description de la névroglie, n'a pas décidé si les cellules de la névroglie ont des prolongements ou non ? Gerlach[5] a observé dans le tissu interstitiel de la moelle épinière un réseau de fines fibrilles rempli de granulations fines, et de cellules qui n'ont aucun rapport avec ce réseau. Gerlach trouve que ces fines fibrilles paraissent

[1] En parlant du tissu interstitiel du cerveau, je cite aussi les opinions émises sur le tissu interstitiel de la moelle épinière, car certains auteurs distingués n'ont fait des recherches que sur le tissu interstitiel de la moelle épinière et l n'y a pas de raison pour que ces deux tissus présentent des différences notables.

[2] *Observationes de retinæ structura penitiori*, Bonn, 1859, et *Zur Anatomie und Physiologie der retina*, 1866. *Archiv fur mikrosk. Anatomie*, II, p. 267.

[3] Kölliker, *Handbuch der Gewebelehre*, 1867.

[4] Henle et Merkel, *Ueber die sogenannte Bindesubstanz der Centralorgane des Nervensystems*. Zeitschrift fur rationnelle medizine dritte reihe, Band XXXIV.

[5] Stricker, *Handbuch der Lehre von der Geweben*, cap. XXX, von den Rückenmark, p. 665.

analogues à la substance élastique, à cause de leur aspect et de leur mode de résistance à une solution de potasse caustique. Deiters[1] décrit des cellules spéciales, qu'il a trouvées dans les centres nerveux ; elles sont constituées par un noyau, un corps cellulaire très-petit et de nombreux prolongements, qui s'unissent avec les prolongements des cellules voisines et composent le stroma fibrillaire des centres nerveux. D'après Deiters, ces cellules sont des cellules connectives, et il insiste sur la différence qui existe entre ces cellules et les cellules nerveuses.

Boll[2] et Golgi[3] ont vu dans la cellule de Deiters un élément essentiel du tissu interstitiel des centres nerveux. D'après Boll, il n'existe dans le système nerveux central ni faisceaux du tissu conjonctif, ni corps sans prolongements, mais seulement des cellules de Deiters. Ces cellules sont composées d'un noyau arrondi ou ovalaire, entouré d'un corps cellulaire très-petit, granuleux, à contours mal délimités, et un nombre considérable de prolongements se détachent de ce corps cellulaire. Ces prolongements ne s'anastomosent jamais entre eux et ne présentent sur leur trajet aucune trace de ramification. Ils sont grêles, brillants et rigides, légèrement onduleux, et quelques-uns d'entre eux si longs, qu'on peut les suivre « à travers tout le champ du microscope et même plus loin. » Entre les prolongements des cellules existent de fines granulations. Ces granulations, admises également par Jastrowitz[4], sont presque complétement rejetées par Golgi. Les cellules décrites par Boll présentent des différences morphologiques, selon les diverses parties du cerveau où elles se trouvent, mais elles conservent toujours leur caractère essentiel. Quelques-unes paraissent être un faisceau enroulé de minces fibres, au centre duquel se trouve « une formation granuleuse, » les autres ont la forme d'un pinceau, etc. En général, le corps de la cellule est

[1] Otto Deiters, *Untersuchungen über Gehirn und Rückenmark der Meuschen und der Saugethiere*, 1865.

[2] Boll, *l. c.*

[3] Golgi, *Contribuzione alla fina Anatomia degli organi centralis del sistema nervosa. Rivista clinica*, 1871, november.

[4] Studien über die Encephalitis und Myelitis des ersten *Kindesalters*, *Archiv für Psychiatric*, II, III.

plus grand dans le cerveau que dans la moelle épinière et prédomine sur les prolongements, qui deviennent plus courts, plus mous, plus plats et en forme de ruban. Boll a trouvé dans la couche optique de la brebis des cellules de forme polygonale ; les angles des cellules s'allongent en prolongements longs ou courts, ronds ou plats, ou bien en forme de ruban ; ces prolongements ont l'aspect granuleux ou sont composés de fibrilles très-minces. Les cellules polygonales sont rangées en longues séries parallèles à la direction des fibres nerveuses et accolées les unes aux autres par leurs bords à la façon des épithéliums ; elles forment ainsi des gaînes incomplètes enveloppant chacune un faisceau de tube nerveux. Les minces prolongements des cellules s'insinuent entre les filaments nerveux du faisceau, s'entre-croisent à leur pourtour et les isolent ainsi plus ou moins complétement les unes des autres. D'après Boll, il existe entre les cellules polygonales et les véritables cellules de Deiters des cellules de formes différentes et intermédiaires. Outre les cellules de Deiters, aux formes différentes, Boll a trouvé aussi dans le tissu interstitiel des centres nerveux des corps lymphoïdes et dans la substance blanche cérébrale de véritables cellules nerveuses multipolaires.

Les caractères suivants sont, d'après son avis, de nature à pouvoir faire distinguer ces deux genres de cellules. Les cellules nerveuses sont toujours un peu plus grandes que les cellules de Deiters ; leur corps est plus rond, pas aplati en forme de lentille, comme dans les cellules connectives; il est fort granuleux et pourvu de noyaux plus considérables ; les prolongements, au nombre de 3 ou 4, se détachent très-distinctement du corps cellulaire; ils sont plus ronds et non pas si plats et rubanés que les prolongements des cellules connectives. Mais la distinction la plus essentielle consiste dans ce que les cellules nerveuses possèdent un prolongement cylindre d'axe, qui donne naissance à une fibre nerveuse fine, qui se dirige vers le faisceau nerveux voisin et continue avec lui son parcours.

Les recherches de M. Ranvier[1] sur le tissu interstitiel de

[1] *Sur les éléments conjonctifs de la moelle épinière*, note par M. Ranvier. *Comptes rendus*, n° 22, 1873, p. 1299.

la moelle épinière l'ont amené à des résultats tout à fait opposés à ceux de Boll; et ces résultats contradictoires ne peuvent être expliqués par les différents modes de préparation employés par les deux auteurs. Boll a essayé divers modes de préparation, mais, de même que M. Ranvier, il a donné la préférence à l'acide osmique; Boll plongeait de minces coupes de substance cérébrale (épaisses d'une ligne de diamètre au plus) dans une solution de 1/10 0/0 d'acide osmique, et les y laissait vingt-quatre heures, après quoi, il les lavait dans de l'eau distillée et les conservait dans une solution concentrée d'acétate de potasse. Il faisait l'examen microscopique, après avoir dissocié ou comprimé la préparation par des lamelles de verre. M. Ranvier a employé l'injection parenchymateuse de l'acide osmique (1 p. 300) dans la substance fraîche de la moelle épinière, et après avoir enlevé, avec un rasoir, des fragments imprégnés d'acide osmique, il les dissociait dans l'eau distillée et les examinait dans de la glycérine, après les avoir colorés avec du picro-carminate d'ammoniaque.

Cette méthode a permis à M. Ranvier de se convaincre que le tissu interstitiel de la moelle épinière consiste en petits faisceaux de fibrilles du tissu conjonctif (de 0,001—0,002 de diamètre), fibrilles rectilignes ou courbés en divers sens; ils ne s'anastomosent pas entre eux, mais ils s'entre-croisent au nombre de 4, 5, 8 et plus. Au niveau de cet entre-croisement, il y a souvent un noyau rond ou ovalaire, muni de petits nucléoles et entouré d'une zone granuleuse. Avec de forts grossissements, M. Ranvier a pu reconnaître dans le noyau avec la zone granuleuse, une cellule plate du tissu conjonctif. Au-dessous et au-dessus de cette cellule, les petits faisceaux se poursuivent, et cet ensemble, d'après l'opinion de M. Ranvier, a pu être pris par les auteurs pour une cellule ramifiée. M. Ranvier a observé aussi, dans la substance interstitielle de la moelle, un entre-croisement des faisceaux connectifs sans noyaux, des cellules isolées, ayant probablement perdu leur relation avec les faisceaux et des cellules lymphatiques. En général, outre les faisceaux connectifs, les cellules plates du tissu conjonctif et les cellules lymphoïdes, M. Ranvier n'a observé dans le tissu interstitiel de la moelle épinière ni les cellules de Deiters, ni d'autres éléments cellulaires.

Nous nous sommes occupé seulement du tissu interstitiel de la substance blanche des circonvolutions cérébrales. Nous avons suivi la méthode de préparation de M. Ranvier; seulement, en dernier lieu, nous l'avons un peu modifiée de la manière suivante : des morceaux de la substance blanche des hémisphères, d'un centimètre cube de grandeur, furent plongés pendant 12-24 heures dans une solution 1/3 0/0 d'acide osmique ; après ce temps les morceaux furent imprégnés de ce réactif; alors nous avons enlevé avec un rasoir la mince couche extérieure transformée en croûte très-solide. La couche du cerveau immédiatement en contact avec la croûte paraissait très-régulièrement imbibée par l'osmium et mieux disposée à être dissociée et colorée de manière à donner de belles préparations des éléments, comme la croûte elle-même; elle présentait une cohésion d'éléments très-forte, par conséquent elle rendait impossible le parfait isolement des éléments, sans compromettre leur structure. L'analyse des faits que j'ai observés, m'a amené aux conclusions suivantes :

1) Une différence essentielle existe entre le tissu interstitiel du nouveau-né et celui des adultes.

2) Entre les éléments nerveux de la substance blanche des circonvolutions chez les adultes, il ne se trouve pas d'autre tissu interstitiel que celui signalé par M. Ranvier dans la moelle épinière. La trame conjonctive consiste en cellules plates, cellules lymphatiques et en faisceaux entre-croisés. J'ai pu me convaincre, que ces faisceaux entre-croisés n'ont aucune union organique avec les cellules connectives, mais chacun de ces éléments est une unité histologique distincte.

3) La science actuelle ne donne pas les moyens nécessaires pour démontrer clairement la différence morphologique entre les fins faisceaux connectifs et ceux des minces cylindres d'axes. La méthode conseillée par Henle pour préciser la différence entre ces deux éléments, méthode qui est basée sur le différent mode de résistance des cylindres d'axes et des fibres connectives à l'action de la potasse caustique, avant leur dis-

solution complète[1], ne donne pas de résultats satisfaisants.

4) Dans la substance blanche des circonvolutions cérébrales voisine de la substance grise, j'ai pu isoler de petites cellules multipolaires. Elles se présentaient chez l'homme avec les noyaux ronds ou plats, fortement colorées par le picro-carminate ; elles avaient une mince zone de protoplasma et 3 ou 4 prolongements, qui se détachaient du corps cellulaire et se faisaient distinctement remarquer par leur forme ronde, onduleuse, et leur volume qui dépasse deux ou trois fois celui des fibres entre-croisées.

Le diamètre longitudinal de la cellule est de 0,007—0,010, le diamètre longitudinal du noyau 0,005—0,007 ; la longueur des prolongements a quelquefois atteint 0,034. Ce qui est le plus difficile à prouver, c'est la question de savoir à quel type appartiennent ces cellules, au type nerveux ou au type connectif. Les signes indiqués par Boll ne peuvent suffire pour établir la distinction. Comme caractères distinctifs entre la cellule nerveuse et la cellule connective, Boll a admis le volume des cellules et l'existence d'un prolongement qui, en partant de la cellule nerveuse, se dirige vers le faisceau nerveux et poursuit avec lui son parcours. Mais Boll n'a déterminé ni le diamètre de la véritable cellule de Deiters, ni celui de la vraie cellule nerveuse, qui lui ressemble, par conséquent ces signes-là ne peuvent servir à constater une différence, même dans les cas les plus nettement appréciables. Un autre caractère, qui aurait pu permettre de constater la différence, c'est l'existence d'un prolongement du cylindre-axe, qui fait partie des cellules nerveuses ; mais pour être bien sûr que ce prolongement existe, il ne suffit pas de le suivre jusqu'au faisceau nerveux voisin, parce que les prolongements des cellules de Deiters (quelquefois si longs, qu'on peut les suivre « à travers tout le champ du microscope et même plus loin ») passent, d'après la description de Boll, dans le faisceau nerveux et s'insinuent entre les fibres nerveuses; il résulte donc, que ce passage seul, ne peut être considéré comme un signe positif, qui puisse servir à apprécier la nature nerveuse du prolongement. Le signe le plus positif qui

[1] Henle, *Handbuch der Nervenlehre*, 1871, p. 18.

pourrait contribuer à résoudre cette question, c'est l'enveloppement du prolongement considéré comme cylindre d'axe par la gaîne de myéline; malheureusement ceci n'a pas été observé par Boll. En signalant l'existence de petites cellules multipolaires dans la substance blanche des circonvolutions voisine de la substance grise, je ne pense pas exposer une idée nouvelle. Des cellules semblables ont été observées par Meynert[1] dans la même région, et il les a considérées comme des cellules ganglionnaires.

Dans la substance blanche des circonvolutions du cerveau des nouveaux-nés, parmi les faisceaux des cylindres d'axe, nous avons observé trois éléments distincts :

1) Des cellules plates d'une forme ovale, qui sont plutôt des noyaux sans protoplasma que des cellules proprement dites ; leur volume (chez le chien) est de 0,005—0,007, leur corps consiste en masse homogène, qui se colore en gris sous l'influence de l'acide osmique et contient deux ou trois très-petits nucléoles (*pl.* VI, *fig.* 1).

2) De véritables cellules polygonales, presque du même volume que les précédentes, contenant aussi deux ou trois nucléoles; elles se colorent en gris par l'osmium, et leurs angles opposés s'allongent très-souvent en prolongements tres-minces et très-courts (*pl.* VI., *fig.* 2, 3). Quelquefois ces cellules sont rangées en chaînettes parallèles, ainsi que Jastrowitz les a décrites pour la première fois.

3) Des corps sans nucléoles ou des corps amiboïdes, de formes différentes, irrégulières, d'un volume à peu près égal à celui des noyaux ovales et qui se colorent fortement en noir sous l'influence de l'acide osmique(*pl.* VI, *fig.* 4, 5, 6, 7).

Entre ces trois éléments distincts se trouve une série d'éléments passagers intermédiaires, ce qui prouve, qu'une chaîne de transformations graduelles unit ces diverses formes; outre ces éléments il se trouve, parmi les cylindres d'axe, des grains amorphes transparents, qui se noircissent par l'acide osmique.

La cellule polygonale joue un rôle important dans l'histoire

[1] Stricker's Geweblehre, 1870, p. 709; Huguenin, *Allgemeine Pathologie der Krankheiten des Nervensystems*, p. 239.

du développement des fibres nerveuses chez les nouveau-nés; elle absorbe la graisse du tissu qui l'entoure, et se transforme par une infiltration graisseuse graduelle en un corps amiboïde. Ces corps amiboïdes sont de différentes formes, depuis la forme polygonale irrégulière jusqu'à un ovale allongé, effilé et recourbé en forme de crochet, sur les deux pôles opposés (*pl.* VI, *fig.* 4, 5, 6, 7). Cet ovale irrégulier est bombé d'un côté plus que de l'autre, et au milieu d'un de ses bords surgit un petit mamelon (*pl.* VI, *fig.* 7).

Ces corps amiboïdes ovalaires s'apposent au cylindre-axe durant son trajet, à des distances variées les uns des autres; ils sont très-brillants, se noircissent fortement sous l'influence de l'acide osmique, et leurs pôles opposés s'effilent considérablement. Ces corps amiboïdes ovalaires se confondent avec le cylindre-axe, et ceux qui sont près les uns des autres, finissent par s'unir immédiatement par leurs sommets et forment un monolithe variqueux (*pl.* VI, *fig.* 8), qui a tous les caractères de la gaîne de myéline. Mais les corps ovalaires qui se trouvent à distance les uns des autres ne s'unissent pas immédiatement entre eux, et le long du cylindre-axe des grains de myéline se déposent (*pl.* VI, *fig.* 8) entre chaque intervalle des corps ovalaires, ce qui donne au cylindre-axe un aspect ponctué; peu à peu les grains logés entre les corps ovalaires se confondent entre eux en un seul ruban splendide, qui compose avec les corps ovalaires une gaîne uniforme. Boll, qui avait observé le processus du développement de la substance blanche du cerveau, surtout dans le corps calleux, avait émis la supposition, que les cellules amiboïdes s'approvisionnent des matériaux nécessaires pour la formation de la gaîne de myéline dans le sang ou dans le tissu ambiant, et finissent par le déposer directement dans les interstices des cylindres-axes.

Jastrowitz est au contraire de l'avis que la gaîne de myéline se forme de la transformation en graisse des dépôts moléculaires qui se trouvent entre les cylindres-axes, et quand le développement des gaînes de myéline est fini, ces dépôts moléculaires superflus sont absorbés par les corps granuleux.

Nos recherches ont démontré, que la gaîne de myéline se forme simultanément, aussi bien par l'application des graines de myéline autour des fibres nerveuses, que par la fusion des corps amiboïdes superposés entre eux et avec le cylindre-axe. Après avoir observé le rôle important que joue la cellule du tissu interstitiel dans la composition des fibres nerveuses à myéline, nous démontrerons bientôt son rôle dans le processus pathologique, chez les individus atteints de paralysie générale.

Avant d'exposer notre manière de voir sur l'histologie pathologique du cerveau chez les individus atteints de paralysie générale, nous devons prévenir que les faits cités dans ce travail sont basés sur 17 cas de paralysie générale, observés par nous à la clinique des maladies mentales, à Saint-Pétersbourg et à l'asile Sainte-Anne, à Paris. Nous avons examiné les cerveaux à l'état frais et à l'état durci ; ce double examen était nécessaire dans le but d'empêcher les erreurs et de bien contrôler les faits acquis. Pour l'examen du cerveau à l'état frais, nous avons employé de préférence la méthode de M. Ranvier, avec la petite modification que nous avons mentionnée à propos de la structure normale de la névroglie ; pour le durcissement du cerveau, nous avons employé la méthode de Deiters ; les coupes minces étaient examinées d'après la méthode de Lockhart-Clarke ou dans la glycérine.

Dans l'exposé de notre travail, nous passons successivement en revue (§ I) les lésions des vaisseaux (§ II), celles de la substance interstitielle et (§ III) celles des éléments nerveux chez les individus atteints de paralysie générale.

§ I.

L'altération des vaisseaux est la plus constante, elle se présente la première et précède les lésions plus profondes de la substance nerveuse. Cette lésion ne se montre pas d'une manière uniforme dans toute l'étendue du vaisseau, elle est très-accusée en quelques points, et dans d'autres endroits elle fait presque complétement défaut.

On peut remarquer ce fait dans les périodes les plus avancées de la maladie ; en somme, l'affection des vaisseaux est diffuse, mais plus accusée en quelques endroits ; elle diffère selon les périodes du processus pathologique.

Les degrés plus récents de la maladie se distinguent surtout par l'augmentation du nombre des noyaux sur les parois des capillaires, l'extravasation sous-adventitielle primitive[1]; dans les lésions plus avancées, on trouve des anévrismes miliaires, des épanchements sanguins avec rupture des parois vasculaires, un épaississement des capillaires et des vaisseaux d'un plus petit calibre avec l'aspect vitreux homogène de leurs parois, enfin la dégénérescence graisseuse des parois des vaisseaux.

L'augmentation du nombre des noyaux sur les parois des capillaires a été observée presque par tous les auteurs, et signalée la première fois par Wedl et Ludwig Meyer; ce dernier l'a vue très-prononcée au niveau de la division des capillaires. Les parois des capillaires dans cet état sont quelquefois comme tapissées par des noyaux qui, rangés l'un près de l'autre, se touchent presque par leurs extrémités. Pendant le trajet du capillaire, les noyaux sont dans différents endroits quelquefois si abondants, qu'ils forment des mamelons plus ou moins élevés.

La néoformation des capillaires est un fait incontestable dans cette maladie, mais ce fait remarquable est nié par quelques auteurs, qui n'ont pu l'observer sur des préparations de la substance cérébrale durcie[2].

Notre opinion concernant la néoformation des capillaires chez les paralytiques s'appuie sur la circonstance que, dans

[1] Nous avons employé l'expression *extravasation sous adventitielle* voulant désigner l'extravasation dans la gaîne lymphatique du vaisseau, attendu que, suivant l'opinion de Golgi et de Boll, vérifiée par nous, il n'existe pas d'autre gaîne lymphatique que l'espace sous-adventitiel. J. Batty Tuke a constaté aussi la non-existence des espaces lymphatiques perivasculaires. *Britisch med. chir. Review*, 1873, III et IV.

[2] M. le Dr Lubimoff dans ses deux premiers mémoires : *Studien über die Veranderungen des gewblichen Gehirnbaues und deren Hergaug, bei der progressiven Paralyse der Irren* (*Wirchow's Archiv*, Bd 4, VII), et *Beitröge zur pathologischen Anatomie der allgemeinen, progressiven Paralyse*, a nié, avec M. le professeur Westphal, la néoformation des capillaires chez les personnes atteintes de paralysie générale, mais, dans les derniers temps, il a émis l'opinion tout à fait contraire. (*Archives de Physiologie normale et pathologique*, 1874, novembre-décembre. Note sur le développement des vaisseaux de nouvelle formation, dans la paralysie générale progressive.)

Mon travail était déjà fait et mes préparations connues, quand M. Lubimoff a publié cette note.

les cerveaux des personnes atteintes de paralysie générale, les capillaires présentent quelquefois de minces appendices (*pl.* VIII, *fig.* 32, 33, 34, 35) rappelant les bourgeons capillaires signalés par Golubieff (*Archiv für mikroskopische Anatomie*, 1869, p. 49 et suiv.) dans les capillaires de la queue des têtards en voie d'accroissement. Ces appendices ont les formes les plus variées et quelquefois, sur la place où ils se détachent du capillaire, ils présentent un gonflement dont le diamètre atteint 0,006—0,003, et après un trajet très-court en dehors des capillaires, ils deviennent d'une finesse extrême et complétement imperméables pour les corpuscules du sang. On peut les suivre quelquefois dans cet état sur le trajet de 0,070 millimètres.

Les cellules ramifiées qui se trouvent dans le tissu interstitiel chez les paralytiques, et qui sont liées par leur prolongement avec les parois des vaisseaux, peuvent concourir aussi à la néoformation des capillaires. Ce mode de néoformation est très-probable, d'après les belles recherches de M. Ranvier sur les cellules vaso-formatives (*Arch. de physiol. norm. et patholog.*, 1874, n°s 4, 5, p. 429). La cellule ramifieé que l'on voit sur la planche VI, figure 26, peut très-facilement, en se creusant, se transformer en véritable réseau vasculaire.

Les capillaires chez les paralytiques sont très-souvent comme enchêvetrés dans des faisceaux de fibres très-minces, qui s'entre-croisent et se collent sur les parois des capillaires, et, dans quelques cas, de telle manière qu'il est difficile de les isoler. Sur les préparations isolées on rompt les rapports de ces fibres avec le tissu ambiant, ce qui donne aux capillaires l'aspect villeux et épineux. Cet aspect caractérise aussi les capillaires normaux, mais il n'y est jamais aussi prononcé que dans les capillaires des individus atteints de paralysie générale. Nous parlerons un peu plus loin des différentes conditions qui déterminent l'aspect épineux des capillaires et des vaisseaux en général, chez les individus atteints de paralysie générale.

La multiplication du nombre des noyaux des parois des vaisseaux du plus grand calibre est citée par les auteurs comme un fait acquis et constant dans le cerveau des paralytiques; mais ils ne disent jamais quelle est la source de cette prolifération, c'est-à-dire quels noyaux (les noyaux ronds, ou oblongs longitudinaux, ou oblongs transversaux, etc.) sont proliférés et quelles sont leurs formes et leurs propriétés. M. le Dr Lubimoff ne distingue pas la prolifération des noyaux de l'extravasation sous-adventitielle et leur donne une dénomination générale de prolifération d'éléments jeunes [1].

Il parle cependant d'un fait très-important, c'est que parmi ces jeunes éléments se trouvent souvent des corpuscules du sang rouge.

Quant à moi, cette expression de prolifération des noyaux me paraissait toujours trop généralisée, et en étudiant cette question, j'ai recueilli des faits qui m'ont conduit à la conclusion suivante : l'augmentation des éléments ronds, globuleux de l'adventice est le fait le plus fréquent, le plus constant et le plus caractéristique dans le cerveau des paralytiques (quoiqu'on l'ait observé aussi dans d'autres affections cérébrales); cette augmentation est très-souvent accompagnée de la prolifération des noyaux oblongs longitudinaux et oblongs transversaux des tuniques internes et moyennes. Mais cette prolifération des éléments de la tunique médiane et interne des vaisseaux est très-souvent consécutive à l'augmentation même des éléments globuleux de l'adventice, qui la précède.

Voici les faits sur lesquels je base mes opinions. Après avoir isolé, dans l'état frais du cerveau, une des artères des circonvolutions dans une étendue de 0,850 (*pl.* VIII, *fig.* 36), j'ai pu me convaincre que pendant ce trajet le vaisseau présentait trois états différents: il paraissait normal au milieu (*fig.* 36) avec des noyaux oblongs longitudinaux (*f*) (de la tunique interne) et oblongs transversaux (*e*) (de la tunique moyenne) bien distincts; une petite quantité d'éléments globuleux (*g*) ressemblant aux corpuscules blancs du sang se trouvaient dans l'espace sous-adventitiel. Les deux côtés latéraux du vaisseau (*fig.* 36, *v*, *y*) étaient gonflés, et ce gonflement, en s'élargissant sensiblement, donnait au vaisseau un diamètre double de l'état habituel. Sur un de ces gonflements

[1] *Beitrage zur pathologischen Anatomie der allgemeinen progressiven Paralyse, etc. Archiv für Psychiatrie*, 1874. Consultez au sujet concernant les changements dans les vaisseaux cérébraux des paralytiques : *Ripping allgemeinen Zeitch. für Psychiatrie*, Bd. XXX, Heft. III.

(*fig.* 36, *y*), le vaisseau était entouré d'un large manchon opaque et très-solide de globules du sang rouges et blancs, à travers lequel la structure du vaisseau n'était presque pas visible; de l'autre côté (*fig.* 36, *v*), le vaisseau gonflé était comme farci d'une quantité bien moins grande d'éléments cellulaires, qui se distinguaient par leur forme ronde et globuleuse des éléments cellulaires fixés plus profondément et dans lesquels nous avons pu bien remarquer les noyaux oblongs longitudinaux et oblongs transversaux du vaisseau.

Leur nombre, leur forme, leur volume et l'espace qu'ils occupaient étaient les mêmes que ceux des noyaux de la partie du vaisseau qui se trouve au milieu, et ces éléments ne présentaient aucune trace de prolifération. L'espace sous-adventitiel était donc seul distendu et rempli d'éléments globuleux, qui n'étaient pas autre chose que les globules du sang, parmi lesquels les globules blancs du sang étaient prédominants. Sous l'influence de la pression exercée sur le vaisseau, les éléments contenus dans la gaîne lymphatique pouvaient se déplacer. Il n'y avait pas un signe de prolifération dans ces éléments. On peut observer quelquefois dans le sang extravasé que les globules rouges avaient déjà subi la métamorphose régressive.

En étudiant un cas de paralysie générale dont le développement s'était produit dans un très-court espace de temps, j'ai observé plusieurs vaisseaux atteints d'une très-abondante hémorrhagie *sous-adventitielle;* j'ai étudié dans ce cas toutes les parois des vaisseaux atteints d'extravasation sous-adventitielle, et j'ai rencontré des vaisseaux dans lesquels je n'ai pu trouver aucun changement visible à travers le microscope. Mais dans ce même cas et dans d'autres, où la période de la paralysie était plus avancée, j'ai trouvé souvent que l'extravasation sous-adventitielle des vaisseaux était accompagnée de la multiplication des noyaux oblongs longitudinaux (de la tunique interne) et oblongs transversaux (de la tunique médiane); plusieurs de ces éléments étaient en forme de bissac, et, par leur position fixe, leurs formes et les traces de prolifération se distinguaient beaucoup des éléments extravasés dans la gaîne lymphatique.

En général, quoique l'extravasation sous-adventitielle soit

accompagnée très-souvent de la prolifération des noyaux de la tunique interne et médiane, il y a cependant des cas où l'extravasation sous-adventitielle chez les paralytiques peut être compatible avec l'intégrité relative des parois vasculaires. Il est évident que, dans ce cas, la petite ouverture qui laisse échapper le sang n'est produite que par un écartement momentané des éléments constituants de la tunique médiane, qui ne tarde pas à disparaître. Dans ce cas, la cause de l'hémorrhagie doit être cherchée, non pas dans les lésions des éléments mêmes, mais dans un changement opéré dans la fonction de ces éléments; alors, les rapports normaux de la filtration sanguine se trouvent modifiés.

Le sang extravasé ne coule pas en dehors de la paroi vasculaire, mais il est arrêté par la gaîne lymphatique et se dépose dans l'espace sous-adventitiel.

L'irritation et la prolifération des noyaux de la tunique interne et médiane peut être quelquefois le premier signe de cette extravasation exagérée. Le sang extravasé subit la métamorphose régressive, mais, la quantité des corpuscules rouges du sang étant très-petite, la métamorphose peut s'accomplir sans trace visible; d'autres fois, quand l'extravasation est plus abondante, elle irrite les tissus des parois ambiantes, et laisse, selon la quantité de sang extravasé, des dépôts de matériaux régressifs plus ou moins abondants, qui soutiennent dans les parois du vaisseau une irritation progressive lente, qui constitue l'agent le plus puissant de leur désorganisation consécutive. L'irritation dans les parois des vaisseaux se manifeste par l'augmentation des éléments cellulaires de l'adventice, par son épaississement et son aspect fasciculé. Les éléments cellulaires de l'adventice sont très-souvent disposés en couches superposées; ils offrent les signes de prolifération, ils sont fixes, immobiles, et les séries des cellules superposées sont séparées par les faisceaux fibreux.

Ces changements dans l'adventice sont accompagnés quelquefois par le dépôt du pigment en fragments arrondis (*pl.* VIII, *fig.* 38) ou elliptiques, et presque toujours par un travail inflammatoire chronique des autres parois du vaisseau.

Très-souvent le vaisseau, avec les changements pathologiques ci-dessus mentionnés, se recourbe sur lui-même et continue son trajet en serpentant dans la gaîne lymphatique épaissie (*pl.* VIII, *fig.* 37).

L'hémorrhagie sous-adventitielle, d'abord sans changement visible dans les parois des vaisseaux, y excite quelquefois un travail irritatif plus ou moins intense, qui concourt à leur destruction et peut provoquer en même temps les véritables anévrismes miliaires. Ces derniers, qui, d'après la belle description de M. le professeur Charcot et de M. le Dr Bouchard[1], s'accompagnent toujours de périartérite et d'autres altérations des parois vasculaires, se trouvent aussi fréquemment dans la substance cérébrale des paralytiques, et sont quelquefois mêlés à la véritable extravasation sous-adventitielle primitive décrite par nous. Ces deux états différents de l'affection vasculaire chez les paralytiques doivent être très-bien distingués l'un de l'autre, parce qu'ils représentent les différentes phases de la maladie, les différents degrés du processus inflammatoire, enchaînés souvent l'un avec l'autre par une cause primordiale commune.

Nous ne donnons pas la description détaillée des anévrismes miliaires chez les paralytiques, parce que nous n'aurions rien de plus à ajouter à la description classique de cette affection faite par M. le professeur Charcot et par M. le Dr Bouchard, et ce qu'ils ont dit s'applique parfaitement aux paralytiques; nous insistons seulement sur le fait que la cause du développement de ces anévrismes chez les paralytiques peut très-souvent être provoquée par des extravasations sous-adventitielles qui les ont précédés.

Les cas bien prononcés de ces deux affections vasculaires peuvent être caractérisés par les données suivantes :

1) L'extravasation sous-adventitielle primitive s'accomplit quelquefois dans le vaisseau dont les parois ne présentent aucun changement visible ; l'hémorrhagie se fait alors par diapédèse.

[1] Charcot et Bouchard, *Nouvelles recherches sur la pathologie de l'hémorrhagie cérébrale* (*Arch. de Physiologie normale et pathologique*, 1868, p. 110.) Le travail de M. Adler. *Ueber einige pathologische Veranderangen an den Hirngefassen Geisteskranken. Archiv für Psychiatrie*, V Band, I Helf, a paru quand mon travail était déjà fini.

2) La gaîne lymphatique renferme principalement des globules du sang blancs et très-peu de rouges.

3) Après la métamorphose régressive accomplie dans l'espace extravasé, toutes les traces d'extravasation peuvent disparaître.

4) Le sang extravasé et les dépôts des produits restés après la métamorphose régressive peuvent occasionner quelquefois dans les parois vasculaires un travail inflammatoire lent et progressif, et provoquer ensuite de véritables anévrismes miliaires.

5) Les véritables anévrismes miliaires sont toujours précédés de la périartérite et accompagnés d'altérations de la membrane médiane et interne ; les degrés d'altération de ces deux membranes sont en rapport direct avec le développement plus ou moins grand de la périartérite.

6) Les tuniques des vaisseaux sont dans les anévrismes miliaires rarement distinctes les unes des autres ; la tunique musculeuse manque et les autres tuniques se confondent ensemble.

7) Le contenu de l'anévrisme consiste en une grande quantité de globules du sang rouges, en nombreux leucocytes, en granulations sphériques ou en petits fragments anguleux, en gouttelettes et en granulations graisseuses ; quand la métamorphose est plus avancée, on trouve des granules ou des cristaux d'hématoïdine.

Les anévrismes miliaires que nous avons observés chez les paralytiques étaient pour la plupart fusiformes et occupaient toute la périphérie du vaisseau ou sa partie latérale. Leur longueur était très-variée, j'ai trouvé quelquefois des anévrismes que j'ai pu suivre sur la longueur de 0,360.

Au voisinage des capillaires qui présentaient sur leurs parois une prolifération de noyaux, nous avons trouvé quelquefois une petite extravasation dans la substance cérébrale ambiante ; cette extravasation existe aussi parfois auprès des vaisseaux de plus grand calibre dont l'espace sous-adventitiel est distendu. Dans ce cas, les globules du sang extravasé pénètrent directement dans la substance cérébrale voisine, mais à différentes profondeurs et forment auprès des orifices vasculaires de petites auréoles dont les limites extérieures s'effacent insensiblement. On trouve très-rarement chez les paralytiques de véritables hémorrhagies extra-pariétales, avec une rupture des parois vasculaires. Sur 17 cas de paralysie générale, je n'ai vu que dans un seul plusieurs véritables foyers hemorrhagiques dans les substances blanche et grise du cerveau. Ces foyers atteignaient un diamètre de 0,360-0,400 et présentaient différents stades d'organisation. Dans ce cas, nous avons pu constater comme cause d'hémorrhagie une altération chronique des vaisseaux, dont plusieurs étaient en voie de régression graisseuse plus ou moins avancée.

Jamais nous n'avons pu observer dans les vaisseaux d'un plus grand calibre cet épaississement dans lequel, d'après certains auteurs, les parois vasculaires se changent en une masse uniforme, brillante, et le vaisseau perd l'aspect strié de ses parois; nous supposons qu'un pareil épaississement n'existe pas en dehors de la dégénérescence colloïde du vaisseau, qui se rencontre si rarement que, dans 17 cas de paralysie générale, nous ne l'avons pas trouvée une seule fois [1].

L'épaississement des capillaires et des vaisseaux d'un plus petit calibre avec l'aspect vitreux, homogène de leurs parois, est fréquent chez les paralytiques; nous avons observé plusieurs fois des capillaires qui présentaient une lumière de 0,003 et une paroi qui avait atteint 0,015; quelquefois cet épaississement est inégal, c'est-à-dire que la paroi n'est épaisse que dans quelques parties de son trajet ou de son côté latéral.

La paroi du vaisseau épaissie a l'aspect uniforme, homogène, avec de légères modulations fibrillaires (*Pl.* VIII, *fig.* 39) [2].

La dégénérescence graisseuse des vaisseaux cérébraux n'est pas incompatible avec les processus pathologiques de la paralysie générale; dans les différentes périodes de la maladie, on rencontre fréquemment dans certains endroits du cerveau des vaisseaux qui présentent un caractère très-connu de cette dégénérescence. Le mode de développement de la

[1] Magnan, *De la dégénérescence colloïde du cerveau dans la paralysie générale, Arch. de Phys. norm. et pat.*, 1868; Lubimoff, *Beitrage zur pathologischen anat.*, etc. *Arch. für Psychiatrie*, 1874.

[2] Consultez Simon, *Archiv für Psychiatrie*, Bd II, p. 64.

dégénérescence graisseuse des vaisseaux est de deux natures différentes : les parois des vaisseaux dégénèrent sous l'influence d'un travail inflammatoire très-intense, d'une prolifération cellulaire prodigieuse, et cette dégénérescence est primitive, ou consécutive à un travail inflammatoire lent, à une irritation constante; les parois des vaisseaux subissent d'abord des changements productifs, qui gênent la nutrition du vaisseau et l'amènent peu à peu à une désorganisation complète.

Les vaisseaux et capillaires isolés des différentes parties du cerveau des paralytiques ont un aspect épineux (hérissé), ou villeux.

J'ai étudié sur des préparations fraîches et durcies les différentes conditions qui peuvent occasionner cet aspect, et j'ai pu constater que ces conditions sont très-variées. Je vais l'exposer brièvement :

1° Les capillaires offrent quelquefois chez les paralytiques des appendices filiformes très-minces, qui leur donnent l'aspect épineux;

2° D'autres fois, un pareil aspect des capillaires est occasionné par un faisceau de minces fibres ramifiées, unies entre elles par une masse amorphe, granuleuse; l'adhérence de ces fibres contre les parois vasculaires est très-solide, et en isolant les vaisseaux de la substance cérébrale ou, par conséquent, en rompant la liaison de ces faisceaux avec le tissu ambiant, ils restent seulement unis aux parois vasculaires, et leurs extrémités latérales en dehors du vaisseau donnent à ce dernier l'aspect villeux caractéristique ;

3° Alors, cet aspect provient quelquefois des cellules du tissu interstitiel, qui, par leur protoplasma gonflé, à bords éparpillés, touchent les parois vasculaires ou sont accolées avec ces parois par leurs prolongements en forme ramifiée et polypeuse.

§ II.

Au docteur Magnan appartient le mérite d'avoir le premier attiré l'attention sur les altérations du tissu interstitiel du cerveau dans la paralysie générale; il nomme le processus pathologique propre à cette maladie « inflammation interstitielle diffuse du cerveau [1]. »

L'altération du tissu interstitiel dans l'inflammation se manifeste, d'après cet auteur, par la prolifération des noyaux de la névroglie. Les recherches du Dr Magnan ont été le point de départ d'autres travaux qui, non-seulement ont prouvé la justesse de faits signalés par le Dr Magnan, mais ont de plus élargi le domaine des observations faites par cet auteur. Des faits nouvellement constatés montrent combien les idées émises par lui pour la première fois étaient vraies.

Meynert a décrit, en 1868 [2], dans la circonvolution de l'ourlet d'un paralytique, des cellules qu'il a nommées cellules plasmatiques ; il a représenté aussi ces cellules dans ses dessins ; elles se distinguent surtout par leurs dimensions colossales et par leurs ramifications multiples et très-variées. Meynert considère ces cellules comme appartenant au type du tissu conjonctif. Il les a trouvées principalement dans les couches profondes de la substance grise des circonvolutions et dans la couche supérieure voisine de la pie-mère. En 1872, M. le professeur Charcot a eu la complaisance de me montrer des préparations des véritables cellules ramifiées du pont de Varole d'une femme atteinte de la paralysie syphilitique. (L'observation de M. le professeur Charcot a été publiée en 1873 dans les *Archives de physiologie normale et pathologique.*) M. le Dr Lubimoff [3], en travaillant sous la direction du professeur Meynert, en 1872, a généralisé le fait observé pour la première fois par Meynert, et a trouvé des cellules plasmatiques ou araignées constamment et dans toute la substance interstitielle du cerveau chez les paralytiques et principalement dans les couches les plus profondes de la sub-

1 Magnan, *De la lésion anatomique de la paralysie générale*, thèse 1866 ; *Des relations entre les lésions du cerveau et certaines lésions de la moelle et des nerfs dans la paralysie générale. Gazette des hôpitaux*, 1866 Magnan et Mierzejewski, *Des lésions des parois ventriculaires et des parties sous-jacentes dans la paralysie générale. Archives de Physiologie normale et pathologique*, t. V, p. 54.

2 Meynert, *Studien ueber das pathologisch-anatomische Material der Wiener Irren-Austalt-Vierteljahrschrift für psychiatrie*, Heft III, 1868.

3 Alexis Lubimoff, *Studien ueber die Veranderungen der geweblichen Gehirnbaues und deren Hergang bei der progressiven Paralyse der Irren. Virchow's Archiv*, Bd LV.

stance grise des circonvolutions. Il pense que la multiplication des cellules araignées dans le cerveau des paralytiques est un fait des plus essentiels dans cette maladie [1]. En faisant depuis 1872 des études sur les lésions cérébrales dans la paralysie générale, j'ai trouvé presque constamment des éléments araignées et ramifiés dans les cerveaux des paralytiques; alors j'ai cherché à analyser la nature de ces éléments, leur développement, pour mieux déterminer leur juste valeur histologique. C'était indispensable, parce que les études du tissu interstitiel normal ne montrent pas que ces éléments soient des éléments préexistants dans le tissu normal.

Avant de donner l'exposé des faits pathologiques trouvés dans le tissu interstitiel chez les paralytiques, je dois prévenir que les changements que j'ai remarqués sont très-variés; ils ont un caractère diffus, ils débutent par foyers, dans lesquels les vaisseaux montrent différentes espèces d'affections, que nous avons signalées plus haut.

D'après les faits recueillis, nous pouvons diviser les processus pathologiques du tissu interstitiel chez les paralytiques en trois périodes différentes, qui répondent aux trois phases de développement successif de ce processus. Nous sommes loin de penser que ce cadre étroit puisse renfermer toutes les différentes périodes intermédiaires de la maladie, qui ont peut-être échappé à nos recherches. Dans les différents foyers du même cerveau, on peut trouver les différents stades de développement du processus pathologique.

Dans le premier stade, nous voyons sur la coupe transparente de la substance fraîche ou durcie des circonvolutions cérébrales (*pl.* VI, *fig.* 9) une augmentation très-considérable de la quantité des noyaux du tissu interstitiel chez les paralytiques; aussi quand on compare ces coupes avec des préparations de la même partie du cerveau pris chez un individu qui n'avait pas d'affection cérébrale, on remarque que la quantité des noyaux dans le cerveau d'un paralytique est quelquefois presque double comparativement à ces mêmes éléments

[1] Alexis Lubimoff, *Beiträge zur pathologischen Anatomie der allgemeinen progresiven Paralyse und Mittheilungen ueber eine besondere colloidartige degeneration der Hirngefasse*, *Separatabdruck aus dem. Archiv für Psychiatrie*, 1874.

chez un homme sans lésions cérébrales. On peut observer quelquefois des foyers de noyaux, ou des noyaux oblongs avec des fissures au milieu, avec des étranglements latéraux (*pl.* VI, *fig.* 9, *b*) ou des traînées nucléaires.

On peut isoler sur des préparations de substance fraîche des noyaux avec protoplasma, celui-ci, le plus souvent très-mince, peut avoir son volume augmenté; il se présente quelquefois sous l'aspect d'une épine triangulaire brillante, transparente, accolée sur le bord du noyau (*pl.* VI, *fig.* 18).

Dans la substance blanche des circonvolutions à l'état frais, nous avons observé les éléments nucléaires suivants :

a) D'abord des noyaux ronds (*pl.* VI, *fig.* 12) qui se colorent vivement par le carmin, avec des contours très-nets, réguliers et une surface d'apparence granuleuse. Leurs contours périphériques se colorent un peu moins que la partie centrale; quand on change le foyer du microscope, ils paraissent avoir des contours doubles. Ils sont munis quelquefois de petites épines triangulaires, dont nous avons parlé plus haut. Leur diamètre longitudinal et transversal est de 0,005-0,006.

b) Les seconds éléments sont des noyaux ovales (*pl.* VI, *fig.* 13) qui se colorent faiblement par le carmin, avec des contours simples et l'aspect finement granuleux. Leur diamètre longitudinal = 0,006-0,007 et transversal est de 0,004-0,005.

c) Les troisièmes éléments sont des noyaux oblongs en forme de baguette (*pl.* VI, *fig.* 14), d'une longueur de 0,010-0,014 et d'une largeur de. 0,002-0,003; leur surface ressemble à celle des noyaux ronds, ils présentent quelquefois des étranglements latéraux (*pl.* VI, *fig.* 15), de petites épines brillantes sur leurs bords (*pl.* VI, *fig.*.19), quelquefois ils sont courbés en fer à cheval (*pl.* VI, *fig.* 16) et on les observe très-souvent auprès des vaisseaux sanguins.

Dans le second stade, sur les coupes durcies de la substance blanche des circonvolutions (*pl.* VI, *fig.* 10), dont les préparations sont d'une clarté incomparable, on voit toute la substance cérébrale envahie par des îlots de grands morceaux d'une substance amorphe (*pl.* VI, *fig.* 10, *a*), homogène, opaque; cette substance, qui atteint le volume de 0,040-0,060 en longueur et largeur, a une forme irrégulière, une surface inégale, rabougrie, présentant plusieurs vacuoles (*pl.* VI, *fig.* 10, *b*) et des contours peu prononcés; elle se colore fortement par le carmin Il semble que plusieurs noyaux sont emprisonnés dans cette substance, mais il y a aussi des morceaux sans noyaux, ou des noyaux qui s'accolent seulement aux bords de ces morceaux amorphes. Des filaments déliés, feutrés, granuleux rayonnent quelquefois en dehors de ces morceaux amorphes, ou forment des réseaux libres dans le tissu interstitiel. On peut observer quelquefois que le siége de grands morceaux amorphes correspond au trajet des vaisseaux sanguins. Sur la coupe de préparations durcies de la partie du cerveau, où le processus sus-mentionné est plus avancé (*pl.* VI, *fig.* 11), on peut observer que les corps amorphes ont subi une contraction ; leurs contours sont devenus bien accusés, les filaments granuleux qui en sortent sont changés en prolongements uniformes ; quelques noyaux emprisonnés sont encore restés, mais ils paraissent ratatinés; en général, l'ensemble de ces corps a l'aspect de cellules aux formes bizarres (*pl.* VI, *fig.* 11, *a*), qui peuvent tout aussi bien être nommées des cellules araignées, ou bien encore recevoir toute espèce de dénominations. Ce sont justement ces mêmes éléments qui ont été décrits par les auteurs comme des cellules plasmatiques araignées. Le point à élucider est celui-ci : d'où proviennent dans le tissu interstitiel du cerveau des paralytiques ces éléments araignées, qui ne paraissent pas avoir dans le tissu interstitiel normal leurs équivalents morphologiques?

Ce sont des préparations de la substance fraîche, principalement, qui peuvent le plus contribuer à éclaircir cette question. Chaque morceau des circonvolutions cérébrales qui, à l'état durci, nous a permis de préparer des coupes où les éléments araignées se présentaient en grande quantité, examiné à l'état frais, d'après la méthode de MM. Ranvier et Gerlach[1], nous a toujours donné les moyens d'isoler les éléments suivants :

a) D'abord des filaments déliés, feutrés, des fibres larges, ondulées, éraillées, granuleuses, qui forment auprès des vais-

[1] *Stricker's Handbuch der Lehre von den Geweben*, 1870, p. 678. *Die zweite methode.*

seaux les réseaux les plus variés, et qui, comme je suppose, ne sont rien autre que de la fibrine coagulée. Ces filaments de fibrine diffèrent des faisceaux du tissu interstitiel par leurs ramifications, parce qu'ils sont souvent plus volumineux, et parce que les faisceaux du tissu interstitiel ont des entre-croisements réguliers, tandis que les filaments de fibrine n'en ont pas; ils sont privés quelquefois des contours régulièrement linéaires et sont pour la plupart éraillés et raboteux. Ce ne sont pas des éléments d'une structure histologique bien déterminée, mais un coagulum informe. Ces fibres coagulées et ramifiées sont de volumes très-variés. J'ai trouvé quelquefois sur des préparations durcies des réseaux de fibrine (*pl.* VII, *fig.* 30) dont les fibres avaient un diamètre de 0,002-0,004, et ils avaient au centre des nœuds de grandes dimensions (*pl.* VII, *fig.* 30, *c*). Les filaments de fibrine et leurs nœuds se colorent vivement et uniformément par le carmin. Quelquefois ces filaments fibrineux entourent des noyaux solitaires ou en groupes, et semblent former avec eux de véritables cellules araignées. Ces filaments se dissolvent dans la solution de potasse caustique. Il est très-difficile d'isoler des réseaux de fibrine; les meilleures préparations nous ont été fournies par des coupes de substance durcie.

b) Ensuite, des noyaux soudés entre eux par leur protoplasma gonflé (*pl.* VI, *fig.* 20), ou comme fusionnés entre eux, et des noyaux bourgeonnants (*pl.* VI, *fig.* 17). Sous l'influence de l'acide acétique la liaison entre les noyaux soudés reste intacte, mais sous l'influence de la solution de potasse caustique (1 pour 30) les liens qui unissent les noyaux se rompent quelquefois et ceux-ci deviennent libres ; mais il arrive aussi que le ciment intermédiaire unissant les noyaux est si résistant à la potasse caustique, qu'il ne se dissout pas dans ce réactif.

c) Des faisceaux qui ordinairement se croisent au-dessus ou au-dessous des noyaux et qui paraissent soudés avec les noyaux (*pl.* VI, *fig.* 24).

d) Des noyaux avec le protoplasma gonflé à bords éparpillés (*pl.* VI, *fig.* 22); l'aspect brillant, uniforme, homogène du protoplasma le faisait distinguer très-facilement du coagulum fibrineux.

e) J'ai pu, quoique très-rarement, isoler de véritables cellules étoilées ou ramifiées à formes élégantes et régulières (*pl.* VI, *fig.*25,26). Ces cellules avec un noyau oblong de 0,004 en diamètre longitudinal et de 0,002 en diamètre transversal, avec le corps cellulaire long de 0,009 et large de 0,006, avec 3 ou 4 prolongements dont la longueur atteignait 0,039, se trouvaient principalement auprès des vaisseaux. Il y avait aussi des cellules ramifiées, beaucoup moins grandes que celles que nous venons de décrire. Le noyau de la cellule ramifiée se colore fortement par le carmin, son corps et ses prolongements se colorent très-faiblement.

Par cette qualité et par sa forme régulière la cellule étoilée se distingue du coagulum fibrineux, parce que les filaments et les nœuds de fibrine dans le coagulum se colorent vivement et uniformément par le carmin. Les cellules ramifiées sont des éléments pathologiques. Il paraît qu'elles proviennent des noyaux oblongs, car il existe entre ces noyaux (*pl.* VI, *fig.* 14) et les véritables cellules ramifiées (*pl.* VI, *fig.* 26) des éléments intermédiaires (*pl.* VI, *fig.* 19). Quant à mon opinion sur l'origine pathologique des cellules ramifiées, je la base sur les circonstances suivantes :

1) J'ai observé ces cellules ramifiées dans la substance blanche des circonvolutions dans les régions où elles n'existent pas dans l'état normal.

2) Dans un cas de paralysie syphilitique, M. le professeur Charcot a trouvé dans un foyer de dégénérescence grise du pont de Varole[1] des cellules ramifiées ressemblant à celles que nous avons décrites.

En somme, de l'analyse de faits que nous a fournis l'étude minutieuse du tissu interstitiel des paralytiques, nous sommes en droit de conclure que les éléments araignées observés chez ces malades ne sont pas le produit de la prolifération des cellules araignées préformées et préexistantes, mais que ce sont des éléments très-variés, et pour la plupart au lieu d'être des unités histologiques distinctes, ce sont des éléments composés de noyaux conjonctifs soudés ou fusionnés entre eux et de fibrine coagulée. C'est plus rarement qu'on peut obser-

[1] *Archives de Physiologie normale et pathologique*, 1873, janvier, février, mars et avril.

ver de véritables cellules étoilées ou ramifiées présentant tous les caractères d'un élément histologique bien accusé, tous les attributs d'une cellule [1].

Dans le vaste foyer hémorrhagique en voie d'organisation (*pl.* VII, *fig.* 27), j'ai vu des éléments gigantesques analogues aux cellules araignées, et il était facile de constater que quelques-uns de ces éléments consistent en filaments fibrineux, qui s'entre-croisant emprisonnent dans le nœud de leur coagulation une certaine quantité de globules du sang (*pl.* VII, *fig.* 28 *a*), les autres (*pl.* VII, *fig.* 28 *b*) présentent tous les caractères des éléments araignées que nous avons trouvés dans le tissu interstitiel des paralytiques dans la deuxième période de la maladie (*pl.* VI, *fig.* 11 *a*) ; outre ces éléments à forme mal accusée nous avons trouvé dans le foyer hémorrhagique en voie d'organisation des véritables cellules étoilées (*pl.* VII, 28 *c*). Les éléments araignées (parmi lesquels il y en avait beaucoup remplis de pigment hématique), du volume de 0,070—0,080 dans leur plus long diamètre, se mettent peu à peu par leurs prolongements en communication avec les vaisseaux ambiants et il paraît, qu'en se creusant, ils se transforment avec leurs prolongements en véritables canaux vasculaires. La substance cérébrale entourant le foyer hémorrhagique était remplie par les îlots disséminés des éléments araignées (*pl.* VII, *fig.* 27 *c*).

Les cellules ganglionnaires chez les paralytiques sont quelfois entourées de réseaux de fibrine, mais comparativement beaucoup plus rarement que les noyaux du tissu interstitiel ; je suppose que cela dépend de la circonstance suivante : le liquide qui transsude des vaisseaux imbibe la substance cérébrale, mais c'est seulement auprès des parties riches en substance fibrinoplastique que peuvent se former des dépôts de fibrine. Il est évident que ce sont seulement les noyaux disséminés dans le tissu interstitiel qui ont des propriétés fibrinoplastiques, quoique dans des conditions inconnues, mais pas les cellules ganglionnaires [2].

[1] J'ai montré à M. Ranvier des cellules étoilées isolées, et il a bien voulu se convaincre, après avoir vu mes préparations, de l'existence des cellules ramifiées dans le tissu interstitiel pathologique du cerveau.

[2] Les éléments ressemblant à ceux que nous avons observés dans le tissu interstitiel du cerveau chez les paralytiques, dans le second stade de la ma-

Il est difficile de prévoir quel est le sort des éléments araignées; nous ne pouvons dire rien de positif à ce sujet, mais ce qui est sûr, c'est qu'ils s'atrophient dans un espace de temps plus ou moins éloigné.

Dans la troisième période du processus pathologique de la paralysie générale, nous avons rencontré quelquefois des parties du cerveau où l'atrophie des noyaux du tissu interstitiel était prononcée au plus haut degré (*pl.* VII, *fig.* 29).

Nous avons trouvé dans la substance blanche des circonvolutions des petits endroits où, sur un millimètre carré, nous n'avons pu compter que 300-250 noyaux ayant des formes anguleuses (*pl.* VII, *fig.* 29 *a*), leur plus grand diamètre ne dépassait pas 0,004.

Quant à ce qui concerne les lésions de l'épendyme, nous croyons que le sujet en a été assez élucidé dans le travail que nous avons fait avec mon ami M. le Dr Magnan[1]. Nous voulons seulement ajouter que les granulations trouvées généralement sur le plancher du quatrième ventricule chez les paralytiques entourent le bec du calamus scriptorius et s'étendent quelquefois sur la surface postérieure de la moelle allongée correspondante aux faisceaux grêles et cunéiformes.

Chez un paralytique, chez lequel le plancher du quatrième ventricule présentait des granulations d'épendyme prodigieuses et l'aqueduc de Sylvius était presque oblitéré, j'ai trouvé le canal central de la moelle allongée (*pl.* VIII, *fig.* 40) dans sa partie supérieure au-dessous du bec de calamus scriptorius dilaté, et avec des prolongements latéraux (*pl.* VIII, *fig.* 40 *b*) de chaque côté, en forme de canaux irréguliers, sinueux; leur diamètre transversal a atteint 0,030. Ces canaux

ladie, ont été trouvés par le Dr Zielonko chez les grenouilles soumises à l'expérience suivante : Le Dr Zielonko plongeait pour quelque temps dans le sac lymphathique des grenouilles de petits morceaux du mésentère ou du péricarde, ou de la membrane d'œuf. Apres un certain temps, dans le sac lymphatique où étaient plongés ces tissus, se formaient la fibrine, la substance homogène sous l'aspect d'une membrane amorphe, qui formait avec les endothéliums proliférés des cellules géantes. La fibrine échappée au contact des endothéliums se transformait en tissu conjonctif. — Zielonko, *Ueber die Entwickelung und Proliferation von Epithelium und Endothelium. Archiv fur mikroskopische anatomie*, 1873, p. 351.

[1] Magnan et Mierzejewski, *Des lésions des parois ventriculaires dans la paralysie générale. Archives de Physiologie normale et pathologique*, 1873.

étaient tapissés par l'épithélium en voie de prolifération. Les prolongements du canal central se transformaient pendant leur trajet en véritables cavernes (*pl.* VIII, *fig.* 40 *c*), qui atteignaient quelquefois dans leur plus grand diamètre de 0,100—0,250. Ces canaux avaient les parois tapissées par l'épithélium et étaient cloisonnés quelquefois par un fin tissu fibrillaire doublé sur sa surface d'un épithélium. Les prolongements du canal central sont creusés dans une partie des faisceaux grêles et des faisceaux cunéiformes, en finissant par un cul-de-sac dans l'épaisseur de ces derniers.

§ III.

Les opinions les plus différentes ont été émises par les auteurs pour essayer de résoudre les questions suivantes : Les éléments nerveux participent-ils au processus pathologique de la paralysie générale ou non ? Et alors, quel est le caractère de l'affection des éléments nerveux dans cette maladie ?

Tigges[1] a trouvé dans les cerveaux des paralytiques un processus de prolifération des cellules ganglionnaires très-actif et surtout une prolifération des noyaux dans ces cellules.

Meynert[2] confirme par ses recherches les observations de Tigges. La prolifération des noyaux a aussi été remarquée par Hoffmann de Meerenberg[3] dans les cellules nerveuses des paralytiques.

Les recherches de cet observateur l'ont amené aux conclusions suivantes : plus la cellule ganglionnaire est histologiquement changée, moins son noyau est coloré par le carmin, et les cellules qui se trouvent au dernier degré de la métamorphose régressive cessent de se colorer sous l'influence du carmin.

Meschede a décrit[4] les différentes phases de détritus moléculaire du protoplasma des cellules nerveuses chez les paralytiques. Le processus commence par imbibition congestive

[1] *Allgemeine Zeitchrift, für Psychiatrie,* XX Band.

[2] *Medizinische Jahreschrift,* 1866.

[3] *Einige pathologisch anatomisch warningen en Niederland Fidshrift for Geneskunde,* 1868.

[4] *Virchow's Archiv XXXIV et LVI,* Band CXIX.

et gonflement parenchymateux des cellules et finit par leur dégérescence pigmento-graisseuse, principalement dans les cellules de la couche médiane de la substance grise. Lockhart Clarke a observé aussi chez les paralytiques la dégénérescence pigmentaire des cellules nerveuses[1].

Westphal[2] assure qu'il n'a jamais remarqué dans les éléments nerveux des paralytiques les changements pathologiques analogues à ceux des cellules des autres tissus, vu que les cellules nerveuses ne ressemblent pas aux cellules des autres organes et sont des corps plus compliqués.

Meynert a constaté, dans un autre travail plus récent[3], la prolifération des noyaux dans les cellules ganglionnaires chez les paralytiques, et a décrit encore un certain nombre de différents changements pathologiques dans les cellules nerveuses.

Ces changements sont les suivants :

1) La transformation vésiculaire du noyau. D'après Meynert, dans la cellule nerveuse normale, le noyau a une forme anguleuse ou étoilée[4], la forme globulaire est déjà pathologique et la transformation vésiculaire du noyau est liée à toutes les formes de changements pathologiques du protoplasma, et peut avoir lieu aussi bien dans le protoplasma hydropique que dans le protoplasma avec destruction moléculaire.

2) La division nucléaire simple ou multiple.

3) Le gonflement hydropique de la cellule ganglionnaire, qui se démontre par l'agrandissement de son volume, par son aspect hyalin et les contours noirs du noyau dans l'intérieur du protoplasma.

4) La sclérose ou le gonflement sclérotique des cellules ganglionnaires présente les caractères suivants : Les cellules gonflées sont entourées d'un bord noir, qui paraît plus prononcé d'un côté que de l'autre. Le protoplasma des cellules, considérablement augmenté, est devenu homogène et réfracte

[1] *Lancet,* 1 september 1866.

[2] *Archiv für Psychiatrie,* I Band.

[3] *Viertel jahreschrift für Psychiatrie,* heft III, 1868.

[4] *Der Bau der Grosshirninde und seine ortlichen Verschiedenheiten, nebst einem pathologish anatomischen corollarium* (*Vierteljahreschrift für Psychiatrie,* 1867, I heft, p. 77, etc.).

fortement la lumière ; toute la cellule présente des contours très-accusés, qui sont quelquefois anguleux ou dentelés ; les prolongements des cellules sont renflés en massue et paraissent plus nombreux. Le noyau n'est plus visible ; le nucléole l'est peut-être plus longtemps.

5) La destruction moléculaire du protoplasma. Le protoplasma est trouble, rempli en partie de grains de différents volumes, qui réfractent fortement la lumière, et en partie d'une masse moléculaire ; le protoplasma est très-souvent séparé du noyau par une ceinture hyaline, les contours du protoplasma ont l'aspect d'un détritus informe, qui entoure imparfaitement le noyau gonflé en forme de ballon.

6) Le ratatinement des cellules ganglionnaires de la substance grise des hémisphères est accompagné de l'amoindrissement du volume des cellules ; ces cellules sont opalescentes, mais la forme physiologique du noyau reste intacte.

M. le Dr Lubimoff, en travaillant sous la direction de Meynert, a trouvé dans les cellules ganglionnaires des paralytiques des changements analogues à ceux décrits par Meynert.

Rutherford et J.-B. Tuke[1] ont trouvé quelquefois, dans les cerveaux des déments séniles et des personnes atteintes de paralysie générale, des cellules ganglionnaires hypertrophiées. Herbert Major n'a jamais pu remarquer de cellules ganglionnaires hypertrophiées chez les déments séniles, mais il a confirmé les faits observés par Rutherford et J.-B. Tuke chez les paralytiques[2].

Après avoir indiqué les différents changements opérés dans les cellules ganglionnaires, d'après la description qui en a été faite par différents auteurs, il est facile de remarquer que les altérations pathologiques des cellules nerveuses décrites par eux ne sont pas toujours assez prononcées pour établir une distinction claire entre les cellules nerveuses malades et les cellules normales ; par conséquent, on peut considérer certains caractères des cellules nerveuses signalés par les auteurs

[1] *British medico-chir. Review*, 1873, c. III et IV.

[2] *Report of the West Riding lunatic Asylum*, vol. IV. *Histology on the morbid brain, by Herbert*, C. Major, 1874. Consultez J. Batty Tuke. *On the morbid histology of the Brain and spinal cord as observed in the insane. Brit. med. chir. Review*, 1873, c. III et IV.

comme pathologiques, dans le cerveau non affecté du processus morbide.

1) La forme arrondie du noyau, considérée par Meynert comme le caractère pathologique de la cellule, est, comme il est facile de s'en convaincre, un fait purement physiologique.

2) La présence de deux noyaux dans une cellule nerveuse est un fait si rare, qu'on ne peut jamais le voir sur les cellules isolées; sur les coupes de la substance durcie, il arrive parfois de vraies illusions optiques occasionnées par le fait suivant :

Les noyaux du tissu interstitiel entourent quelquefois chez les paralytiques des cellules nerveuses, et, s'accolant parfois à leur surface, ils peuvent simuler la présence de deux noyaux dans une cellule. Sur les préparations très-fines, cette illusion peut être facilement découverte au moyen d'un fort grossissement, mais sur des coupes plus épaisses on est très-exposé à cette illusion.

3) Les auteurs parlent très-souvent de l'augmentation ou de l'amoindrissement du volume des cellules nerveuses, de leur hypertrophie; mais quelquefois ils ne déterminent pas en chiffres le volume des cellules altérées, ni les régions où ont été observées les cellules avec un caractère pathologique.

D'après Meynert et Kölliker[1], la grandeur des cellules ganglionnaires dans la substance grise des circonvolutions, à l'exception des grandes cellules « solitaires » de circonvolutions occipitales médianes, ne comporte que 0,040 en longueur et 0,010 en largeur, et les cellules solitaires des circonvolutions occipitales médianes (dans la couche nommée lisière de Vicq-d'Azyr) sont considérées par Meynert comme les plus grandes. Cependant, d'après les belles recherches de Betz[2], constatées par mes propres observations[3], les plus grandes

[1] Kölliker, *Manuel d'histologie*, 2e édition française, p. 32.

[2] Betz, *Gehirncentra*, *Centralblatt für die medizinischen Wissenschaften*, 1874, nos 37-38.

[3] Les cellules géantes décrites par Betz dans les lobes paracentraux, au mois d'août 1874, ont été observées par moi, dans la même région, en 1873; j'ai eu l'occasion, à cette époque, de montrer des préparations de ces cellules au profr Balinski et à mes collègues de la clinique de psychiatrie à Saint-Pétersbourg. Au mois de juin 1874, elles ont été examinées par le profr Kühne, à Heidelberg; au mois d'août 1874, j'ai fait avec le Dr Magnan, au congrès mé-

cellules se trouvent dans les circonvolutions du lobe nommé par Betz paracentral.

Ce lobe se trouve, d'après Betz, en avant et à l'intérieur du sillon de Rolando (chez l'homme) ; il est dans chaque cerveau plus ou moins développé. Il a la forme longitudinale, ellipsoïde avec un sillon longitudinal profond au milieu. En avant, ce lobe est séparé par un sillon de la surface interne de la première circonvolution frontale ; en arrière, il est séparé par un sillon du lobe quadrangulaire ; en bas, un sillon le sépare de la circonvolution de l'ourlet ; sa surface externe passe dans l'extrémité supérieure des circonvolutions centrales.

Très-souvent, au lieu d'un lobe, il s'en trouve deux, et dans ce cas des cellules géantes se rencontrent principalement dans le premier lobe (antérieur), quoiqu'on le trouve aussi dans la partie postérieure du second lobe.

Quand le lobe central antérieur, dans sa partie supérieure, se bifurque, ce qu'on trouve quelquefois dans les cerveaux très-riches en circonvolutions, le lobe paracentral se compose alors de deux lobules elliptiques et une de ces lobules entoure concentriquement l'autre.

La substance grise des circonvolutions de ce lobe appartient au type à cinq couches. Les cellules géantes se trouvent à la quatrième couche, elles sont disposées en forme d'îlots de deux à cinq cellules. Leur forme est plus ou moins pyramidale (*pl.* IX, *fig.* 41), leur diamètre longitudinal peut atteindre jusqu'à 0,06, leur diamètre transversal 0,04. Elles ont deux prolongements principaux et quatre, jusqu'à sept prolongements secondaires.

Un de ces prolongements principaux est basal (*pl.* IX, *fig.* 41, *a*), c'est-à-dire qu'il vient de la base de la pyramide ; il est très-fin et se dirige vers les couches profondes du cerveau ; l'autre prolongement principal (*pl.* IX, *fig.* 41, *b*) est le prolongement du sommet de la pyramide, il est cinq ou six fois

dical de Norwich, une communication sur les lésions cérébrales de la paralysie générale, j'ai présenté encore des préparations de cellules géantes dans l'état pathologique. (*British medical Association, forty second annual meeting*, Norwich, 1874; *Daily*, journal n° 2, august 12.) Mais c'est à Betz qu'appartient le mérite d'avoir le premier décrit les cellules géantes et d'avoir déterminé exactement leur topographie.

plus épais que le prolongement basal. Il semble que le prolongement du sommet émane du centre de la cellule et même de la partie inférieure du noyau, parce que de cette partie commence le contour du prolongement, plus foncé que le protoplasma environnant. Cette description des prolongements diffère un peu de celle faite par Betz, d'après lequel le prolongement basal provient du noyau[1].

J'ai observé que le protoplasma des cellules géantes contient toujours, dans l'état normal, des amas de pigment jaune-brun. Après les grandes cellules pyramidales du lobe paracentral, les cellules les plus volumineuses sont, d'après mes recherches, les cellules solitaires de Meynert. Elles se trouvent dans les circonvolutions occipitales médianes au sommet du lobe occipital et auprès de la scissure d'Hippocampe. Les circonvolutions où se trouvent ces cellules se distinguent des autres par une bande blanchâtre, qui parcourt la substance grise des circonvolutions à peu près au milieu et la divise en deux parties; cette bande est connue sous le nom de lisière de Vicq-d'Azyr.

La forme des cellules et leur arrangement est tout à fait

[1] D'après Betz, les cellules géantes des lobes paracentraux ont tous les attributs des cellules motrices. Mais si les attributs morphologiques existent, ils se caractérisent uniquement, je pense, par la grandeur des cellules, parce que les autres cellules pyramidales, d'un volume plus petit, ont les mêmes caractères morphologiques que les cellules géantes. Dans le cerveau du microcéphale Motey, que j'ai décrit dans la *Zeitschrift für Ethnologie* (1872), les lobes paracentraux existent, mais le lobe gauche est plus développé que le lobe droit. La surface des lobes paracentraux, exprimée en millimètres carrés, a donné, d'après mes recherches sur plusieurs cerveaux d'hommes adultes, le chiffre moyen de 340 millimètres carrés; dans le cerveau du microcéphale susmentionné, la surface des lobes paracentraux est égale à 70 millimètres carrés. La surface des lobes paracentraux chez cet idiot se rapporte à la surface de ces lobes chez l'homme adulte, comme 1 : 4,8, tandis que la surface des lobes frontaux, occipitaux, pariétaux et temporaux chez cet idiot se rapportait à la surface des mêmes lobes chez l'homme adulte, comme 1 : 3,5. Par conséquent, la surface des lobes paracentraux est beaucoup moins développée chez cet idiot, comparativement à la surface générale des autres lobes des hémisphères, et l'arrêt de développement des lobes paracentraux est beaucoup plus prononcé chez cet individu que l'arrêt de développement des autres lobes des hémisphères. Je suis loin d'attribuer à l'arrêt de développement des lobes paracentraux chez ce microcéphale (lobes que Betz suppose être des centres moteurs) l'extrême apathie dans la sphère des mouvements volontaires qui dominait chez cet être dégradé, pendant toute la durée de sa triste existence.

différente dans ces circonvolutions : tandis que dans la plupart des circonvolutions du cerveau, les cellules sont arrangées en cinq couches, dans celle-ci elles forment huit couches distinctes. D'après Meynert [1], cette multiplication des couches dépend uniquement de la multiplication de la quatrième couche qui, dans les circonvolutions avec lisière, consiste en deux couches de noyaux, séparées par deux couches intermédiaires pauvres en cellules [2].

On rencontre, d'après Meynert, dans ces deux couches pauvres en cellules, les plus grandes cellules des circonvolutions, les cellules solitaires. D'après cet observateur, ces cellules sont les plus grandes, tandis que d'après mes recherches, leur volume est moindre que celui des cellules pyramidales des lobes paracentraux ; elles ont une longueur qui ne dépasse pas 0,05 et une largeur qui ne dépasse pas 0,03, et la plupart des cellules sont beaucoup moins grandes (*pl.* IX, *fig.* 44, *a*, *b*). Les pyramides des autres circonvolutions des hémisphères ne dépassent pas la grandeur donnée par Kölliker et Meynert.

En somme, les études des cellules ganglionnaires dans l'état physiologique nous ont permis de conclure que certains caractères trouvés dans les cellules ganglionnaires et considérés par les auteurs comme pathologiques ne sont pas suffisants pour établir une ligne de démarcation prononcée entre l'état physiologique des cellules et leurs altérations par le processus morbide.

Nous tâcherons de décrire les faits que nous avons remarqués dans les cellules ganglionnaires de la substance grise des hémisphères, tels qu'ils se sont présentés dans nos recherches. Avant de commencer notre description, nous devons faire la remarque que nos observations nous ont prouvé que les changements trouvés par nous dans la substance grise portent dans toutes les circonvolutions le même caractère, et que, dans les lobes paracentraux, les éléments nerveux se

[1] Meynert, *Vom Gehirne der Saügethiere, Strickers Handbach der Lehre von der Geweben*, p. 710.

[2] Consultez *Henle*, *Nervenlehre*, p. 278, où se trouvent recueillies toutes les opinions émises par les auteurs concernant la structure de la lisière de Vic-d'Azyr.

distinguent par leur grandeur considérable, et par conséquent, aussi devient-il plus facile d'observer le processus pathologique dans ces régions que sur les cellules des autres circonvolutions; c'est pourquoi nous avons pris les changements dans les grandes pyramides de ces lobes comme type, pour notre description du processus pathologique observé dans les cellules ganglionnaires en général.

Un des principaux changements dans les cellules ganglionnaires que nous avons observés se trouve dans les cellules avoisinant les vaisseaux, qui présentent une extravasation sous-adventitielle ; auprès de ces vaisseaux, la quantité des éléments cellulaires du tissu interstitiel paraît toujours augmentée ; ces éléments entourent les cellules ganglionnaires avoisinantes, s'accolent quelquefois à leur surface (*pl.* IX, *fig.* 43).

Les cellules entourées de noyaux sont aussi parfois comme emprisonnées dans le filet mince de fibrine (*pl.* VIII, *fig.* 31) et entourées de véritables vacuoles (*pl.* IX, *fig.* 43, *v*) (examen fait sur les coupes de la substance durcie, préparées d'après la méthode de L. Clarke). Les cellules enveloppées par ces éléments avaient quelquefois leur volume sensiblement augmenté, de façon qu'une grande cellule pyramidale des lobes paracentraux atteignait 0,075 en longueur et 0,042 en largeur. Une autre fois, au contraire, les cellules se présentaient comme ratatinées, ce qui dépend probablement des différentes phases du même processus. Le protoplasma des cellules paraissait trouble, moins transparent, et toute la cellule se teignait fortement par le carmin, ce qui était encore plus frappant parce que les autres cellules qui se trouvaient au même niveau, mais non entourées d'éléments extravasés, se teignaient beaucoup plus faiblement par le carmin. Nous n'avons jamais remarqué dans ces cellules ni division ni multiplication de noyaux.

On peut considérer comme phase plus avancée de ce processus, le fait que la cellule entourée d'éléments extravasés perd sa structure fibrillaire et se remplit de molécules brunes jaunâtres, le noyau de la cellule perd sa consistance et se désagrége; la désagrégation commence d'abord par la partie centrale du noyau et s'étend ensuite à ses parties périphériques; toute la cellule paraît remplie d'un pigment brun-jaunâtre, qui ne se dissout pas dans l'éther (*pl.* IX, *fig.* 42). En perdant sa structure fibrillaire, en se remplissant de pigment, en ayant son noyau désagrégé, la cellule perd de plus en plus la faculté de se teindre sous l'influence du carmin, et à la fin elle la perd tout à fait.

Dans d'autres cas, nous avons remarqué près des vaisseaux et dans les parties du cerveau qui portaient les traces de l'extravasation en dehors des parois des vaisseaux, des cellules ganglionnaires augmentées dans leur volume et remplies d'une substance granuleuse, pâle, qui se dissolvait dans l'éther.

Nous avons pu poursuivre les différents stades de la métamorphose régressive dans la cellule. Le processus régressif des cellules, commençant par remplir d'abord le protoplasma de la substance finement granuleuse en conservant encore le noyau, finissait par la transformation de toute la cellule en un corps rempli de substance granuleuse, qui conservait les contours des cellules sans noyau.

Les cellules ainsi dégénérées ne se teignent pas du tout par le carmin. Les prolongements des cellules sont aussi soumis, pendant ce processus, à la destruction granuleuse, mais le prolongement cylindraxe se montre plus résistant que les autres et ne se détruit que plus tard.

Sur la coupe durcie et préparée d'après la méthode de Lockhart Clarke, nous avons réussi à trouver dans la substance blanche des lobes frontaux et occipitaux des corps d'une forme ovale (*pl.* IX, *fig.* 45, *a*) de 0,019 en large et 0,075 en long. Ces corps ne présentaient aucune structure cellulaire. Ils se composaient d'une masse uniforme, légèrement ondulée, qui se teignait par le carmin et ne donnait pas de réaction amyloïde. Les corps ovalaires, en se prolongeant, prenaient la forme d'un ruban d'une largeur de 0,004-0,010; ce ruban présentait les mêmes qualités chimiques et optiques que les corps ovalaires proprement dits, et en s'élargissant variqueusement pendant son parcours, il a pu être suivi sur une étendue de 0,450. Parfois nous avons trouvé des rubans sans corps ovalaires (*pl.* IX, *fig.* 45, *b*), ou des corps ovalaires solitaires. Nous sommes loin de pouvoir donner des explications suffisantes pour les faits que nous venons de signaler. Cependant, je considère les corps rubanés comme des cylindraxes hypertrophiés, les corps ovalaires comme les mêmes cylindraxes qui, après avoir pris l'aspect moniliforme (boursouflement multiple) se rompent ensuite en morceaux ovales, que nous avons décrits.

C'est sur l'analogie qui existe entre les faits que j'ai signalés et les lésions trouvées dans la moelle épinière que je base l'opinion ci-dessus mentionnée. M. Hayem a trouvé dans des cas[1] de myélite aiguë centrale et diffuse, ainsi que dans la myélite produite expérimentalement chez les animaux, des cylindraxes hypertrophiés qui par leurs formes histologiques ressemblaient tout à fait à ceux que nous avons observés dans les cerveaux des paralytiques ; dans les cas de M. Hayem, les cylindraxes hypertrophiés ont pu être poursuivis dans la moelle épinière jusqu'à leur passage dans les racines.

Qu'il me soit permis, en terminant ce travail, de remercier M. le professeur Charcot pour son bienveillant accueil, pour l'attention avec laquelle il a bien voulu examiner mes préparations et donner à mes recherches une place dans son journal. Je remercie aussi mes confrères et amis les Drs Magnan et Bouchereau, pour les riches matériaux qu'ils ont mis à ma disposition et pour le vif intérêt qu'ils ont toujours prêté à mes recherches.

[1] G. Hayem, *Note sur deux cas de myélite centrale et diffuse. Archives de Physiologie normale et pathologique*, 1874, nos 4 et 5, p. 603.

EXPLICATION DES DESSINS.

PLANCHE VI.

HARTNACK, OC. 3, SYST. 10.

FIG. 1-7. Les éléments trouvés dans la substance blanche des circonvolutions chez le chien nouveau-né et isolés d'après la méthode de M. Ranvier (sans coloration par picrocarminate).

FIG. 1. Noyau oval.
— 2-3. Noyaux polygonaux.
— 4-5-6-7. Divers corps amiboïdes.
— 8. Mode de développement de la gaîne de myéline (sur la coupe transversale de la substance blanche des circonvolutiens imprégnées par l'acide osmique) chez le chien nouveau-né.

FIG. 8* Coupe transversale de la substance blanche des circonvolutions (imprégnée par l'acide osmique) chez le chien nouveau-né.
— 9. Coupe transversale de la substance blanche d'une des circonvolutions frontales du cerveau (dans l'état frais, imprégnée par l'acide osmique, colorée par du picrocarminate) d'un paralytique.
Première période de la maladie.
b) Noyau oblong avec des étranglements latéraux.
— 10. Coupe transversale de la substance blanche des circonvolutions (à l'état durci).
Seconde période de la maladie.
a) Élément araignée.
b) Vacuoles.

HARTNACK, OC. 3, SYST. 10.

FIG. 11. Coupe transversale de la substance des circonvolutions (à l'état durci).
Seconde période de la maladie, mais à une époque plus avancée que la précédente.
a) Éléments araignées.

HARTNACK, OC. 3, SYST. 10.

FIG. 12-35. Les éléments cellulaires du tissu interstitiel de la substance blanche des circonvolutions d'un paralytique, isolés à l'état frais, d'après la méthode de M. Ranvier.
— 12. Noyau rond.
— 13. Noyau ovale.
— 14. Noyau oblong.
— 15. Noyau avec des étranglements latéraux.

Fig. 16. Noyau en forme de fer à cheval.
— 17. Noyaux bourgeonnants.
— 18. Noyau rond muni d'une épine brillante.
— 19. Noyau oblong avec des épines.
— 20. Noyaux au nombre de quatre, soudés entre eux par la substance intermédiaire.
— 21. Trois noyaux soudés entre eux par la substance intermédiaire.

Hartnack, oc. 3, syst. 8.

Fig. 22. Cellule du tissu interstitiel de la substance blanche des circonvolutions. Cette cellule a un protoplasme gonflé à bords éparpillés.
— 23. Deux noyaux soudés entre eux et avec la paroi du vaisseau.
— 24. Un noyau soudé avec des fibrilles qui se croisent au-dessus et au-dessous de lui.
— 25. Cellule ramifiée (couche profonde de la substance blanche des circonvolutions).
— 26. Cellule ramifiée (couche profonde de la substance blanche des circonvolutions).

PLANCHE VII.

Hartnack, oc. 4, syst. 4.

Fig. 27. Foyer hémorrhagique (circonvolutions cérébrales), coupe transversale de la substance durcie.
a) Sang épanché.
b) Éléments araignées.
c) Éléments araignées de la substance cérébrale ambiante.

Hartnack, oc. 3, syst. 10.

Fig. 28. Éléments araignées du foyer hémorrhagique.
a, *b*) Éléments araignées.
c) Cellule étoilée.

Hartnack, oc. 3, syst. 10.

Fig. 29. Coupe transversale de la substance blanche (à l'état durci). Troisième période de la maladie.

Hartnack, oc. 3, syst. 10.

Fig. 30. Filaments de fibrine formant des réseaux auprès d'un vaisseau cérébral (coupe transversale de la substance grise des circonvolutions à l'état durci).
a) Capillaire.
b) Filaments de fibrine.
c) Nœud de fibrine.

Hartnack, oc. 3, syst. 8.

Fig. 31. Cellule pyramidale (circonvolutions frontales d'un paralytique) enveloppée dans un réseau de fibrine.

PLANCHE VIII.

Hartnack, oc. 3, syst. 8.

Fig. 32-33-34-35. Bourgeons capillaires isolés du cerveau dans l'état frais, colorés par du picrocarminate.

Hartnack, oc. 3, syst. 7.

Fig. 36. Artère des circonvolutions frontales avec la gaîne lymphatiqne distendue (isolée dans l'état frais et colorée par du picrocarminate).

Grossissement 210.

Fig. 37. Trajets serpentueux d'un vaisseau de la substance grise des circonvolutions dans la gaîne lymphatique distendue.

Grossissement 210.

Fig. 38. Dépôt de pigment dans la gaîne lymphatique distendue d'un vaisseau de la substance grise des circonvolutions.

Hartnack, oc. 3, syst. 7.

Fig. 39. Vaisseau épaissi avec l'aspect vitreux de sa paroi.

Grossissement 10.

Fig. 40. Coupe transversale de la moelle allongée faite par le sommet inférieur du noyau olivaire.

a) Canal central.
b) Prolongements latéraux du canal central.
c) Caverne.
Nh) Noyau du nerf hypoglosse.

PLANCHE IX.

Hartnack, oc. 3, syst. 10.

Fig. 41. Cellule gigantesque du lobe paracentral d'un paralytique; cette cellule sans lésions pathologiques.

a) Prolongement basal ou cylindre axil.
b) Prolongement du sommet ou protoplasmatique.

HARTNACK, OC. 3, SYST. 10.

FIG. 42. Cellules gigantesques dans le même lobe et chez la même personne que la précédente, mais avec envahissement du protoplasma par le pigment et désagrégation du noyau au commencement.
— 43. Cellule du même lobe entouré de noyaux (*b*) et de vacuoles (*v*).
— 44. Cellules du lobe occipital médian qualifiées par Meynert du nom de cellules solitaires.
a) Dans le cerveau normal (colorée par ac. osmique et picrocarminate).
b) Dans le cerveau d'un paralytique.

HARTNACK, OC. 3, SYST. 10.

FIG. 45. Le corps trouvé dans la substance blanche des circonvolutions et pris pour le cylindre axe hypertrophié.
a) en forme ovalaire.
b) en forme rubanée.
FIG. 46. Cellule du lobe paracentral d'un paralytique; le noyau en voie de désagrégation.

Clichy. — Imprimerie Paul Dupont, rue du Bac-d'Asnières, 12. (514, 4-5.)

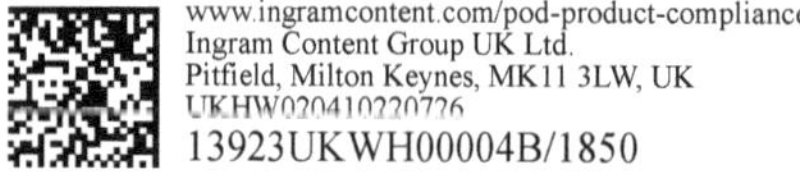
www.ingramcontent.com/pod-product-compliance
Ingram Content Group UK Ltd.
Pitfield, Milton Keynes, MK11 3LW, UK
UKHW020410220726
13923UKWH00004B/1850

9 782019 296865